LES LÉGUMES

ET

LES FRUITS

AU POINT DE VUE HYGIÉNIQUE ET THÉRAPEUTIQUE

PAR J. PINOT

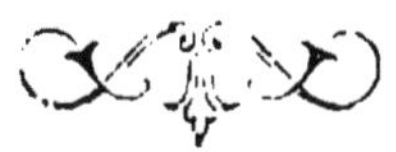

VICHY

IMPRIMERIE WALLON

—

1882

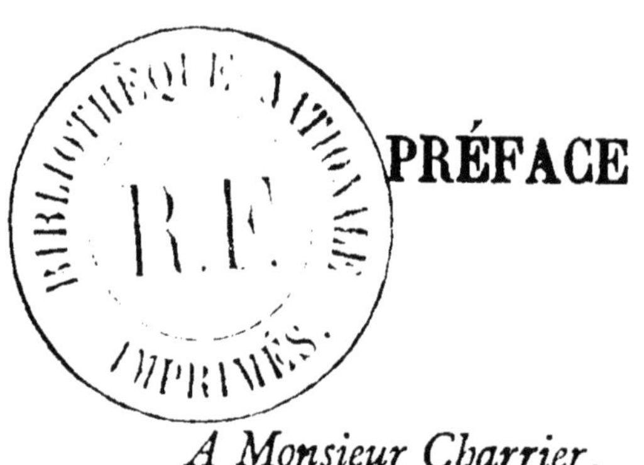

PRÉFACE

A Monsieur Charrier,

Les goutteux ont beaucoup de moments de loisirs ; les uns les passent à lire des romans, les autres à faire des réussites avec les cartes. Chacun s'occupe à sa manière.

Moi, j'ai commencé par étudier la vigne. J'ai lu et relu les ouvrages du docteur Guyot ; je me suis abonné à un Journal de Viticulture *et je le lirais encore s'il n'eût pas fait de la politique et de l'irréligion.*

Puis je me suis mis à la botanique. J'ai fait la connaissance des plantes et des arbres, qui intéressent les goutteux. J'ai essayé en infusions les baies de genièvre, les feuilles de frêne, la menthe, le cassis, le colchique, la coloquinte, etc.

Aujourd'hui, je m'en tiens aux feuilles du fraisier, dont je prends chaque matin, à jeûn, une infusion, à la dose de cinq à six feuilles.

Plus tard, j'ai voulu connaître les propriétés des aliments et principalement celles des fruits et des légumes.

Les médecins ordonnent à leurs clients tel ou tel régime, suivant les maladies dont ils sont atteints. Je crois faciliter leur tâche en indiquant à tous ceux qui ne les connaissent pas (et le nombre en est grand) les propriétés des légumes et des fruits dont nous usons journellement.

Je les ai placés dans ce petit livre par ordre alphabétique, en indiquant les familles auxquelles ils appartiennent. Je n'ai pas cru devoir en faire la description, car tout le monde les connaît.

En publiant ce livre, je n'ai qu'un but : être utile à ceux qui, comme moi, n'ont pas la santé.

Ceux qui sauront choisir leurs aliments pourront, non-seulement guérir beaucoup de leurs maladies, mais encore les prévenir, ce qui vaut mieux.

Mon livre sera donc un livre utile. C'est pour cela, cher Monsieur Charrier, que je me permets de vous en offrir la dédicace, tout en souhaitant que vous n'ayez jamais besoin de le consulter.

PINOT.

LES LÉGUMES

ET

LES FRUITS

AU POINT DE VUE HYGIÉNIQUE ET THÉRAPEUTIQUE

ABRICOTIER

L'abricotier, comme presque tous les arbres de nos vergers, appartient à la famille des *rosacées,* il est de la tribu des *amygdalées* à noyaux lisses. Il faut bien se garder de manger les amandes que ces noyaux contiennent, car elles possèdent beaucoup d'acide cyanhydrique.

L'abricot est un excellent fruit, lorsqu'il n'est pas trop mûr. Il est rafraîchissant et adoucissant.

On en fait des marmelades et des confitures exquises.

L'abricotier et le pêcher, quand ils sont placés en espaliers le long d'un mur, sont sujets à une maladie qu'on appelle la *gomme*. Pour y remédier, il faut faire en sorte que le chapeau du mur rejette les gouttières de la pluie au delà du pied de l'arbre; et si ce moyen ne suffit pas, on prend une poignée de feuilles d'oseille et on en frotte les branches atteintes de la gomme. Ce moyen m'a toujours réussi. Quand les arbres sont en plein vent, il faut alors se servir de l'oseille seulement.

AIL

L'ail appartient à la famille des *liliacées.*

Son bulbe renferme une huile volatile d'une saveur chaude et piquante, assez semblable à celle de la moutarde.

Son usage excite l'appétit, aide beaucoup à la digestion en stimulant l'estomac.

Les buveurs, dit-on, mangent de l'ail ou du chou pour prévenir l'ivresse.

L'ail possède une vertu fébrifuge bien connue. Les personnes qui habitent des contrées humides et marécageuses, devront en faire usage souvent dans leurs repas pour prévenir la fièvre; mais si la fièvre vient, elles prendront environ dix grammes d'ail, en décoction, dans un litre d'eau ou de lait.

Un verre de cette décoction, pris en deux fois, moitié le matin et moitié le soir, peut chasser les vers qui tourmentent les enfants.

Dans les cas de toux opiniâtres, si le malade n'a pas la fièvre, une infusion d'ail dans du lait sera un bon calmant et un bon expectorant.

Enfin, et ce n'est pas la moindre de ses vertus, il guérit les cors aux pieds. On commence d'abord par prendre un bain de pieds; ensuite, on applique sur le cor ramolli un bulbe d'ail écrasé que l'on renouvelle souvent. Au bout de quelques jours, on prend un second pédiluve et l'on voit avec satisfaction disparaître son incommode ennemi.

Certaines personnes délicates craignent son odeur ou font semblant de la craindre; j'espère que, grâce à ses nombreuses vertus, elles feront la paix avec une plante si utile. Du reste, on peut pour ainsi dire neutraliser sa mauvaise odeur en mâchant des feuilles de cerfeuil ou de persil.

AMANDIER

L'amandier est de la famille des *rosacées*, de la tribu des *amygdalées*.

Nous laisserons de côté les amandes amères, dont l'usage est dangereux.

Les amandes douces servent à faire des massepains, des dragées, des sirops, etc. C'est un aliment agréable mais indigeste ; il faut en manger en petite quantité.

On prépare avec les amandes douces un lait rafraîchissant et calmant, qui convient pendant la fièvre, les maladies inflammatoires et nerveuses et dans les spasmes. On l'ordonne aux convalescents dont l'estomac est sous l'influence d'une longue irritation ; il adoucit et nourrit en même temps.

Quant à l'huile d'amandes douces, tout le monde connait son action adoucissante ; on l'applique sur les brûlures légères et sur les érysipèles.

Prise à jeun, à la dose d'une cuillerée à bouche, elle est laxative.

ARTICHAUT

L'artichaut appartient aux *carduacées* ou *flosculeuses*. C'est un chardon cultivé.

Il est astringent, c'est dire que sa chair, mise en contact avec les tissus vivants, avec les muqueuses qui tapissent l'intérieur de l'estomac et des intestins, y détermine un resserrement moléculaire et guérit par conséquent la diarrhée.

Dans ce cas-là, il vaut mieux le manger cru que cuit, car la cuisson lui enlève beaucoup de son âpreté.

L'artichaut cuit est un aliment sain, facile à digérer et qui convient aux convalescents et aux personnes délicates.

Ses feuilles et ses tiges sont plus amères, plus astringentes que le fond et les folioles de l'involucre, dont nous faisons notre nourriture. Cinquante grammes du suc des feuilles, mêlé à un verre de vin blanc, peuvent guérir l'hydropisie et la jaunisse; il faut prendre ce remède chaque soir en se couchant.

L'artichaut contient une grande quantité de tannin. Ses feuilles, écrasées et appliquées sur les coupures, arrêtent toujours l'écoulement du sang des petits vaisseaux; mises en cataplasme sur le panaris, elles peuvent le faire avorter, surtout à son début.

La décoction des feuilles et de la tige est un bon gargarisme dans les maux de gorge et dans les angines.

ASPERGE

L'asperge appartient à la famille si importante des *liliacées,* comme l'ail, la jacinthe, la tulipe.

La tulipe a été fort estimée dans la Belgique et dans la Hollande; un oignon de cette plante, dit Madame J. le Breton, a été acheté trente mille francs.

Mais revenons à l'asperge. Elle ne serait guère recherchée si elle arrivait plus tard sur nos tables ; mais comme elle fait son apparition de bonne heure, quand nous sommes privés de tout autre légume, elle fait plaisir.

Toutefois les goutteux et les graveleux feront très bien de s'en abstenir; elle a sur les reins un effet funeste, surtout dans les cas d'inflammation; c'est l'avis du docteur Quarante.

On l'emploie cependant comme diurétique.

Les personnes qui mangent des asperges ont les urines fétides. Pour changer cette odeur en celle de violette, il suffit de verser dans le vase qui contient ces urines quelques gouttes d'essence de térébenthine.

V. Mérat prétend que c'est à tort qu'on accuse les asperges de provoquer la goutte; selon lui, elles sont une nourriture saine, fondante, apéritive et diurétique.

AUBERGINE

L'aubergine est une très belle plante. Si elle n'était pas cultivée pour son fruit, elle mériterait de l'être pour ses belles fleurs violettes. Elle appartient à la famille des *solanées*.

Ses baies sont longues, cylindriques, un peu rougeâtres. On les mange cuites ou crues en Provence, dans le Languedoc. On les prépare de différentes manières. Il parait que dans l'Inde on les fait cuire dans la soupe ou dans du vin.

On regarde le fruit de l'aubergine comme diurétique; il aide à chasser les graviers et à fondre les pierres de la vessie.

BETTE

La bette est de la famille des *chéno-podées*. C'est l'ansérine, (en grec chene-podium ou pied d'oie), qui a donné son nom à cette famille.

Nous nous occuperons seulement de la bette-carde, qui, à notre point de vue, est la plus importante de cette famille.

Ce sont les pétioles de la bette que nous mangeons.

Cette plante aqueuse est émolliente et rafraîchissante.

Si l'asperge est défendue aux goutteux et aux graveleux, il n'en est pas de même de la bette. Cuite avec un morceau de veau, elle procure un bouillon tempérant, une boisson rafraîchissante, qui calme l'irritation des voies urinaires.

Si vous avez des dartres, écrasez les feuilles et faites-en des applications que vous renouvellerez souvent. Par ce moyen, vous vous débarrasserez promptement de ces vilaines maladies de la peau.

Les feuilles de la bette sont douces, émollientes; on les met sur les plaies des vésicatoires, des érysipèles. On en fait des décoctions émollientes, des cataplasmes et des lavements.

BOURRACHE

La bourrache est le type de la famille des *borraginées*.

Je l'emploie souvent dans mes potages, mêlée à d'autres plantes. Je suppose que plusieurs personnes, connaissant toutes ses qualités, font comme moi. Aussi, je n'hésite pas à la mettre au nombre des légumes. Nous allons voir qu'elle y tient sa place avantageusement.

La bourrache est une plante émolliente, pectorale et diurétique. Elle renferme un suc abondant et visqueux et une assez grande quantité de nitre. Jetez-en quelques feuilles sur des charbons ardents, vous entendrez le nitre pétiller.

L'infusion des fleurs de bourrache possède les propriétés de celles de mauve et de violette et se prépare de la même façon.

Elle convient dans toutes les maladies inflammatoires et muqueuses.

La tisane, faite avec les feuilles et les

fleurs, est stomachique, diurétique et facilite la digestion; elle convient dans le rhume, le catarrhe et les maladies éruptives.

CAPRIER

Le caprier, de la famille des *cappari-dacées,* est un petit arbuste qui fait l'ornement des jardins.

Un peu avant la floraison, on cueille les boutons prêts à s'épanouir et on les met dans le vinaigre : ce sont les câpres, dont on se sert pour assaisonner les mets fades et principalement les poissons.

Les câpres aident à la digestion et passent pour être antiscorbutiques ; c'est peut-être au vinaigre qu'elles doivent cette propriété.

CAPUCINE

La capucine, de la famille des *géraniacées,* nous vient, dit-on, du Pérou. Ses fruits sont des capsules à cinq valves, qui s'ouvrent avec élasticité et lancent leurs graines au loin. C'est sans doute pour cette raison qu'on les a appelées impatientes.

Les boutons de la capucine s'emploient confits comme les câpres; mais il ne faudrait pas trop en manger, car ils sont purgatifs.

La capucine est un de nos bons anti-scorbutiques.

Le suc de ses feuilles convient dans les cas de scrofules et naturellement de scorbut.

Ses fleurs, dont on décore les salades, jettent, dit-on, des lueurs phosphorescentes au moment de la fécondation, qui, chez toutes les plantes, provoque un plus grand dégagement de chaleur.

CAROTTE

La carotte est une *ombellifère,* sa tige, devenant assez considérable, est fistuleuse, comme celle des graminées et présente comme elle des diaphragmes à ses nœuds.

Nous laisserons de côté les feuilles, c'est-à-dire la partie herbacée, pour nous occuper spécialement de la racine, qui est émolliente et diurétique lorsqu'elle est cuite.

Dans ce cas, elle est fort utile dans les irritations de la muqueuse, de l'estomac et des intestins.

Le docteur Prunelle la recommandait dans les maladies du foie ; c'est peut-être pour cette raison qu'elle est devenue légendaire à Vichy et qu'on en sert chaque jour sur toutes les tables d'hôte.

La pulpe de la carotte, cuite ou crue, vient presque toujours à bout des dartres les plus rebelles. Il faut l'appliquer en cataplasme sur ces dartres et la renouveler souvent.

Les graines des ombellifères renferment toujours une huile aromatique et stimulante. On pourrait au besoin, faute de thé, prendre une infusion de graines de carottes, pour faciliter la digestion.

CASSIS

Le cassis est un petit arbrisseau que tout le monde connaît et que tout le monde devrait cultiver. Il appartient à la famille des *ribéraciées*. C'est dans les jardins et dans les vignes qu'on le voit étaler ses beaux rameaux verts et ses grappes noires.

Le cassis est astringent, stomachique et diurétique. Ses baies sont un peu acides; leur enveloppe renferme le principe aromatique ou l'huile volatile; elles servent à fabriquer la liqueur bien connue qui facilite beaucoup la digestion.

Les infusions faites avec les feuilles de cassis sont très agréables. Elles facilitent également la digestion et arrêtent la diarrhée. Elles conviennent très bien, comme diurétiques, aux goutteux et aux graveleux.

Elles peuvent encore servir de gargarismes dans les maux de gorge.

CÉLERI

Le céleri, très connu des jardiniers, très estimé des amateurs de bonne salade et que les botanistes semblent ignorer, est une ache cultivée; c'est l'ache douce, c'est une *ombellifère*.

Cette plante aromatique, qui contient une grande quantité de nitrate de potasse, est un bon diurétique; c'est peut-être pour cela qu'elle est regardée comme un excellent remède contre la goutte. Moi, qui suis goutteux, j'en ai mangé souvent en salade et n'ai pas trouvé dans son usage une amélioration sensible. Des infusions fréquentes seraient peut-être préférables. Dans tous les cas, le céleri est reconnu par tous les médecins comme un bon dépuratif.

Les feuilles, pilées et appliquées sur les ulcères, produisent généralement un bon effet.

CERFEUIL

Le cerfeuil est une *ombellifère*, comme la carotte, comme la ciguë. Cette dernière est préconisée depuis quelque temps dans les affections cancéreuses, les scrofules, les engorgements lymphatiques des organes abdominaux, les ophthalmies, les névralgies. C'est par extension, je crois, qu'on a accordé les mêmes propriétés au cerfeuil, mais à un moindre degré.

Comme ses applications ne présentent aucun danger, on peut toujours en essayer.

Si vous avez une ophthalmie, vous pouvez appliquer sans danger un cataplasme de cerfeuil sur l'œil ou les yeux malades ; c'est un remède qui réussit très-souvent.

La décoction de cerfeuil est résolutive, diurétique et vulnéraire. C'est un remède domestique, qu'on applique sur les contusions, les seins engorgés de lait et les plaies.

Son suc passe pour être dépuratif et antiscorbutique.

CERISIER

Le cerisier nous a été donné par Lucullus, général romain, qui le rapporta d'une ville de la mer Noire, appelée Césaronte, d'où lui vient son nom. Il y en a de nombreuses variétés.

Le cerisier est de la famille des *rosacées*. Son fruit, la cerise, est un aliment sain; il est tempérant, rafraîchissant et diurétique. De plus, il est alcalin, c'est-à-dire que l'usage des cerises rend les urines alcalines, (V. Mérat, dictionnaire universel de matière médicale, article fraise). Cette propriété appartient également aux fraises, aux raisins et au bon lait de vache. On ne saurait trop les recommander aux goutteux.

Ecrasées dans l'eau, à laquelle on mêle un peu de sucre, elles forment une boisson utile dans les maladies inflammatoires.

Il en est de même des confitures de cerises. Vous enlevez d'abord les cerises, et le suc qui reste, étendu d'eau, est excellent dans les irritations de l'estomac et des intestins.

Les queues de cerises passent pour former des tisanes diurétiques.

CHATAIGNIER

Le châtaignier, de la famille des *amentacées,* est un de nos plus beaux arbres, et un des végétaux les plus utiles.

Son fruit, la châtaigne, est un aliment sain, qui peut, dans les années de disette, remplacer le pain.

On en fait de la fécule, employée dans la cuisine et quelquefois dans la fabrication des chocolats.

La variété appelée marron de Lyon, peut se glacer et constitue ce fameux bonbon que tout le monde sait apprécier.

CHOU

Le chou appartient à la grande famille des *crucifères*, ainsi que la giroflée, les navets, les radis, etc.

Ses feuilles s'enveloppent d'une fine poussière résineuse, qui les tient à l'abri de l'humidité et qui fait que l'eau glisse sur elles et s'amasse en boules sans les mouiller.

Les crucifères contiennent beaucoup d'azote et sont très nutritives ; elles sont antiscorbutiques, surtout le cresson et le cochléaria.

On a prétendu que le chou avait, ainsi que l'ail, la propriété de prévenir l'ivresse.

On dit aussi qu'il prévient la goutte ; moi qui en consomme beaucoup, je ne m'en suis pas aperçu.

On fait, avec le chou rouge, qui est beaucoup plus sucré que le chou ordinaire, un bouillon et un sirop qui conviennent aux personnes dont la poitrine est délicate.

Dans tous les cas, le chou ordinaire convient aux scorbutiques, qui se trouveront bien d'en faire un fréquent usage.

Lorsqu'on fait des incisions longitudinales à la tige ou pied d'un chou, il en découle un suc épais qui a la propriété de guérir les verrues. Il faut se frotter les mains avec ce suc, le soir, en se couchant, pendant une quinzaine de jours. Peut-être avec ce moyen guérirait-on les cors aux pieds.

CIBOULE

La ciboule est une petite *liliacée* dont l'utilité culinaire est bien reconnue. Cependant son odeur caractéristique ne plait pas à tout le monde.

Son action excitante agit sur les organes sécréteurs.

CITRONNIER

Le citronnier nous vient d'une ville de la Judée (Citron); ce sont les romains qui l'apportèrent en Europe. Il fait partie de la famille des *aurantiacées* ou *hespéridées.*

Il est plus robuste et plus élevé que l'oranger; son feuillage et ses fleurs rivalisent avec les siennes.

Le citron sert comme assaisonnement dans une grande quantité de mets.

En médecine, c'est le suc qu'on emploie. Il est rafraîchissant, astringent, diurétique et antiscorbutique. Etendu d'eau et légèrement sucré, on le recommande dans le vomissement, le scorbut, les fièvres inflammatoires, et aux goutteux pendant l'accès.

Le suc de citron convient encore dans les angines et pour le pansement des ulcères putrides et gangreneux.

Au besoin, les feuilles de citronnier peuvent remplacer celles de l'oranger. On en prépare des infusions qui sont antispasmodiques et conviennent après les mauvaises digestions.

L'écorce de citron a une odeur très agréable que les parfumeurs ont utilisée.

On prétend que les semences du citron, qui sont âcres et amères, sont vermifuges.

L'huile essentielle de citron convient dans les ophthalmies scrofuleuses.

On prend une écorce de citron et on la presse entre les doigts en dirigeant le jet de l'huile sur la partie malade. Cette opération, renouvelée plusieurs fois par jour, guérit souvent les affections dont je viens de parler.

CITROUILLE

La citrouille, de la famille des *cucurbitacées*, est assez connue pour qu'on n'en fasse pas la description.

Sa pulpe cuite est un aliment rafraîchissant et laxatif, qui convient aux personnes dont le tempérament est sujet à la constipation.

Crue et écrasée, elle constitue un cataplasme excellent sur les brûlures légères.

Les semences de la citrouille ont une propriété que peu de personnes connaissent: celle de tuer le ver solitaire, ou ténia. Il faut écraser environ quarante grammes de semences et les mêler à partie égale de sucre, puis prendre le tout à jeun. Si le ténia n'est pas rendu complètement le premier jour, il faut recommencer le lendemain. Les médecins ordonnent une purgation avec quarante grammes d'huile de ricin, trois heures après avoir pris le remède indiqué plus haut.

COIGNASSIER

Le coignassier est de la famille des *rosacées,* qui fournit à la flore française les fleurs les plus charmantes.

Sa tige est ennemie de la ligne droite, son port n'est pas des plus heureux. En revanche, son fruit joint l'utile à l'agréable.

Le coing est stomachique et astringent; il convient dans la diarrhée; on l'ordonne en confitures aux convalescents. On en fait des sirops recommandés pour combattre la dyssenterie, le crachement de sang et les diarrhées rebelles.

On en fait aussi une excellente liqueur de table, qui facilite la digestion.

La confiture est employée en cataplasme sur les brûlures légères, qu'elle soulage toujours.

CONCOMBRE

Le concombre est, comme la citrouille, de la famille des *cucurbitacées.*

Sa pulpe possède à peu près les mêmes vertus que celle de la citrouille; elle est adoucissante, rafraîchissante et laxative. Appliquée sur les dartres, elle en apaise les démangeaisons. Son suc convient dans les maladies inflammatoires.

Le concombre est employé comme cosmétique; on en fait des pommades propres à adoucir la peau et à guérir les gerçures.

On prépare, avec les semences fraîches, des boissons calmantes, excellentes dans la toux et les fièvres inflammatoires, à la dose de quarante à cinquante grammes par litre d'eau.

Il y a une variété de concombres, connue sous le nom de cornichons; confits dans du vinaigre, ils passent pour être anti-scorbutiques et astringents.

CORNOUILLER MALE

Depuis quelques années, on fait au cornouiller mâle les honneurs du jardin et je crois qu'il les mérite. Il appartient à la famille des *araliacées*, dont le lierre est le type.

Il paraît que son bois est très dur et qu'on l'employait autrefois à la construction des armes.

L'écorce de ses rameaux possède une astringence très marquée ; elle sert comme fébrifuge à la dose de cent grammes par litre d'eau. Faire bouillir et boire la moitié dans un jour.

Les fruits ou cornouilles, de la forme de petites olives, mais d'un rouge cerise, sont également acides et astringentes. Cependant, quand elles sont mûres, elles deviennent plus douces.

On en fait des marmelades, des confitures, qui ont autant d'efficacité contre la diarrhée que celles des coings.

CRESSON

Le cresson, de la famille des *crucifères*, est une plante aussi agréable qu'utile ; c'est, dit-on, la santé du corps.

On s'en sert dans les engorgements de la rate qui résultent des fièvres intermittentes.

Le cresson est regardé comme un excellent antiscorbutique; il est dépuratif et convient par conséquent dans les maladies de la peau. On en fait des cataplasmes précieux, qu'on applique avantageusement sur les dartres. Au printemps, si vous voulez vous purifier le sang, prenez des jus d'herbes.

Voici la manière de les faire: vous coupez une laitue, plusieurs plantes de fumeterre et une botte de cresson. Vous pilez le tout dans un mortier, vous placez la pulpe dans un linge et vous pressez. Le suc que vous retirez doit être bu de suite, car il aigrit rapidement.

DATTIER

Le dattier est de la famille des *palmiers,* c'est dire qu'il habite les pays chauds.

Il est dioïque ; les mâles ne donnent pas de fruits et ne servent qu'à la fécondation.

Les fleurs du dattier, comme celles du châtaignier, ont une odeur qui les caractérise.

On laisse sécher les dattes sur l'arbre ; d'autres les exposent au four. On les range dans des corbeilles, fabriquées avec les feuilles fibreuses des dattiers.

Elles sont émollientes, stomachiques, adoucissantes et faciles à digérer.

On en prépare des tisanes convenables dans le rhume, le catarrhe, les maladies inflammatoires et celles des voies urinaires.

Du cœur tendre des stipes des vieux palmiers, on retire une fécule douce et nourrissante, que l'on nomme sagou. Avec la sève sucrée qui découle des jeunes arbres auxquels on a fait des incisions, on prépare des liqueurs fermentées qui ressemblent au vin et à l'alcool.

ÉCHALOTTE

L'échalotte est comme l'oignon, de la famille des *liliacées;* mangée crue, à jeun, elle est vermifuge. Sa saveur piquante et chaude excite l'appétit et facilite la digestion.

Il ne faut pas en faire abus, car elle finit par irriter la muqueuse qui tapisse l'estomac.

Elle est sujette à produire des renvois désagréables pendant la digestion et elle donne une mauvaise odeur à l'haleine. On combat cette mauvaise odeur en mâchant des feuilles de cerfeuil ou de persil.

ÉPINARD

L'épinard, surnommé le balai de l'estomac, parce qu'il est légèrement laxatif, appartient à la famille des *chénopodées,* comme la bette.

On l'emploie dans l'art culinaire. C'est un aliment agréable au goût et facile à digérer.

Il est considéré comme émollient et rafraîchissant.

ÉPINE-VINETTE

L'épine-vinette, au premier aspect, ressemble assez à un ribès, à cause de ses belles grappes jaunes, tombant du même côté. Elle appartient cependant à la famille des *berberidées*.

Elle est tempérante, diurétique et fébrifuge. Elle contient de l'acide malique et de l'acide citrique.

Ses fruits, écrasés et macérés dans l'eau, à laquelle on mêle du sucre, forment une boisson aigrelette, rafraîchissante et antiscorbutique, très convenable dans les fièvres inflammatoires.

On en fait une excellente confiture, très recommandée pendant le temps de la convalescence.

La décoction des feuilles, à laquelle on ajoute un peu de miel, est utile en gargarismes dans les maux de gorge. On la donne dans le scorbut et dans les hydropisies.

L'écorce de la racine est un bon fébrifuge. Il faut en mettre cinq grammes dans un litre d'eau et faire réduire jusqu'à ce qu'il en reste trois verres environ. On prend ces trois verres en trois fois, le matin, à jeun. Recommencer tous les deux jours, jusqu'à parfaite guérison.

Les fruits rouges de l'épine-vinette en grappes peuvent se conserver dans le vinaigre ; on les sert comme les câpres.

ESTRAGON

L'estragon est une *radiée*. Il n'est guère usité en médecine.

On s'en sert dans l'art culinaire pour aromatiser les salades et les conserves. On prétend qu'il facilite la digestion.

FÈVE

Les fèves sont des *légumineuses*. Pythagore défendait d'en manger, parce qu'il croyait qu'elles étaient vivantes; il avait surpris dans les feuilles, à la tombée de la nuit, un mouvement très sensible. Mais depuis la mort de ce philosophe, nous en mangeons et nous nous en trouvons bien.

Les fèves contiennent beaucoup d'azote et sont très nourrissantes.

On fait, avec leur farine, une bouillie adoucissante et astringente ; elle convient dans la diarrhée, qu'elle arrête souvent.

La farine de fèves est résolutive : on en fait des cataplasmes.

FIGUIER

Le figuier appartient à la famille des *urticées*.

Quoique cet arbre ne se plaise que dans les pays chauds, nous parlerons de lui à cause de ses fruits, qui sont si agréables au goût et si utiles en médecine.

Il y a plusieurs espèces de figues: les jaunes ou figues grasses, les blanches ou marseillaises, les violettes, etc. Elles sont toutes bonnes quand elles sont fraîches et non moins bonnes, quoique un peu indigestes, quand elles sont sèches.

Les figues sont émollientes, rafraîchissantes, adoucissantes et laxatives.

Les décoctions des figues, seules ou mêlées à l'orge, au chiendent, conviennent très bien dans les maladies inflammatoires, dans le rhume, le catarrhe, etc.

Réduites en pâte et appliquées sur les abcès, elles sont maturatives.

FRAISIER

Le fraisier appartient à la famille des *rosacées*, ainsi que le pommier, le pêcher, etc.

Cette petite plante, dont les fruits ont une saveur si agréable, est utile dans toutes ses parties.

Ses feuilles et ses racines sont diurétiques, et un peu astringentes ; ses fruits sont tempérants et rafraîchissants.

Etant au collége, je fus atteint d'une fièvre scarlatine. Quelque temps après, me croyant guéri, je fis une sortie en ville et pris froid. Le lendemain j'étais tout enflé, ou pour parler scientifiquement j'avais une anasarque. C'est la racine de fraisier qui m'a tiré d'embarras. J'en prenais une infusion chaude tous les quarts d'heure.

Les fraises conviennent aux personnes atteintes de la goutte et de la gravelle. L'usage des fruits doux rend les urines alcalines ; les cerises ont cette propriété plus marquée encore.

En écrasant les fraises dans l'eau, on fait une boisson tempérante et rafraîchissante, convenable dans les fièvres.

J'ai vu cette année, à Vichy, un vieux goutteux. Il prenait depuis quatre ans une infusion de fraisier chaque jour après son déjeûner ; depuis cette époque il n'avait eu aucun accès de goutte. Cette infusion est diurétique.

FRAMBOISIER

Le framboisier et le fraisier sont de la même famille.

Le suc du framboisier renferme une assez grande quantité d'acide citrique et d'acide malique ; on en fait pour l'été d'excellentes boissons tempérantes et rafraîchissantes. Mêlé au suc des groseillers pour faire des confitures, il lui communique un parfum délicieux. Une cuillerée à café de ces confitures, étendue d'eau, constitue une boisson très utile dans les fièvres inflammatoires et dans le scorbut.

Les feuilles de framboisier sont astringentes. Leur décoction, à laquelle on mêle un peu de miel et de vinaigre, est regardée comme un précieux gargarisme dans les maux de gorge et l'engorgement des gencives.

GROSEILLER

Le groseiller rouge et le groseiller blanc n'offrent pour nous qu'une différence de couleur. Ces deux *ribés* ont à peu près les mêmes propriétés.

Comme le framboisier, ils ont de l'acide citrique et de l'acide malique en abondance.

Leurs fruits écrasés dans l'eau légèrement sucrée, forment une boisson agréable et rafraîchissante pour l'été. Cette boisson augmente les sécrétions urinaires, convient aux goutteux et aux personnes atteintes de maladies inflammatoires.

Les groseilles, mangées fraîches, sont utiles dans les maladies dartreuses et scorbutiques.

La gelée de groseilles a été de tout temps recommandée en cataplasme sur les brûlures.

HARICOTS

Les haricots, de la famille des *légumineuses*, sont très nourrissants, plus nourrissants que de la viande de boucherie, ils contiennent 3,9 d'azote et 43 de carbone.

Mangés frais c'est-à-dire en joncs, ils constituent une nourriture saine et convenable à tous les estomacs. Ils se digèrent mieux qu'en grains et sont moins flatulents.

On a accusé les haricots d'être lourds, flatulents, indigestes et laxatifs, c'est peut être à tort. Les gens robustes et faisant de l'exercice ne s'en plaignent jamais.

LAITUE

La laitue est une plante dont les variétés sont très-nombreuses, elle appartient à la famille des *chicoracées*.

Elle est calmante, rafraîchissante et diurétique. On peut même dire qu'elle est antiscorbutique, car au printemps on la fait entrer dans la composition des jus d'herbes.

Elle convient aux personnes atteintes d'hydropisie et aux goutteux ; mais ces derniers feront bien, s'il la mangent en salades, de mettre peu de vinaigre dans l'assaisonnement.

Les feuilles de laitue cuites forment de très bons cataplasmes qu'on applique avantageusement sur les dartres et les érysipèles. L'eau qui a servi à les faire cuire, est très-utile en lotions dans les ophthalmies.

LENTILLE

La lentille est une petite *légumineuse*. C'est un aliment très-sain, fortement azoté et par conséquent très-nourrissant. Elle est d'une digestion plus facile que les haricots.

L'eau de lentille sert dans la petite vérole à humecter les boutons afin que la cicatrice soit moins profonde.

La farine de lentille est résolutive ; on en fait d'excellents cataplasmes.

MAÏS

Le maïs ou zèa, qui vient du mot grec *zaco*, je vis, est de la famille des *graminées;* il fait partie des *céréales,* ainsi nommées parce qu'on les cultive pour les grains.

On prétend que les personnes qui se nourrissent de maïs sont plus fortes et plus robustes que les autres, que les femmes sont mieux constituées et que les nourrices ont plus de lait.

De Rumford considère le blé de Turquie comme le plus sain et le plus nourrissant des aliments, cependant il ne contient pas plus d'azote et de carbone que le pain ; le sarrazin lui est supérieur sous tous ces rapports.

La semence d'un an du maïs est plus nutritive et se vend un tiers de plus que celle qui est récente ; elle contient aussi plus du double d'huile ; elle est donc bien préférable.

Le maïs diminue le nombre des pulsations du cœur et augmente sensiblement les urines.

C'est un aliment léger, qui convient aux personnes dont l'estomac est fatigué ou les intestins irrités.

Les cataplasmes préparés avec de la farine de maïs sont plus émollients que ceux de farine de lin et se dessèchent beaucoup moins.

Le maïs procure aux foies d'oie un poids cinq à six fois plus fort que celui qu'ils avaient avant que les oies n'en aient mangé.

MELON

Le melon, de la famille des *cucurbitacées*, a l'air respectable ; il tient bien sa place au milieu de la table.

Les gourmets le recherchent pour son goût fin et son parfum délicat.

Bien mûr, il est rafraîchissant, désaltérant et laxatif.

Sa pulpe est, comme celle de la citrouille et du concombre, rafraîchissante, et convient, écrasée, sur les brûlures et les inflammations de la peau, qu'elle réussit souvent à calmer. Elle apaise les ardeurs d'entrailles et celles de la poitrine ; elle facilite les urines.

On prépare avec les semences fraîches du melon des boissons adoucissantes, pectorales et calmantes.

NAVET

Le navet, que tout le monde connaît, est une *crucifère*. Il est comme toutes les plantes de sa famille, antiscorbutique, de plus il est adoucissant et pectoral.

On en fait des tisanes propres à guérir le rhume, le catarrhe et les maladies où il y a de l'irritation.

NÉFLIER

Le néflier est de la famille des *rosacées*, de la tribu des *pomacées*. Il a pour frères les sorbiers, les oliviers et les cognassiers; il est, comme eux, un bon astringent.

Le fruit du néflier, quand il est mûr, a une saveur aigrelette, qui n'est pas désagréable. Il convient d'en manger quand on est atteint de diarrhée: son astringence suffit souvent pour arrêter cette maladie.

Les feuilles sont astringeantes aussi; on en fait des infusions qui sont employées en gargarismes dans les maux de gorge.

NOISETIER

Le noisetier fait partie de la famille des *amantacées* et de la tribu des *cupulifères* comme le chêne, le chataigner et le hêtre.

La noisette, à l'état frais, est assez recherchée; sa saveur est douce et agréable; quand elle est sèche et rance, elle est indigeste.

On en fait une huile qui ne vaut pas l'huile d'amande douce et qui, par cette raison, est peu employée.

L'amande de la noisette est une des graines qui mettent le plus longtemps à naître; elle ne se presse pas; il lui faut jusqu'à deux ans pour éclore.

NOYER

Le noyer est, comme le noisetier, de la famille des *amantacées*, mais il appartient à la tribu des *Juglandées*.

Il y a fort à dire sur cet arbre dont toutes les parties sont utiles.

Laissons de côté le fruit, la noix, qui est comme la noisette, assez indigeste et qu'il ne faut pas manger lorsqu'elle est vieille ; encore moins lorsqu'elle est rance.

Parlons des feuilles ; voilà un remède souverain que nous avons sous la main et dont nous ne nous servons pas assez. Ces feuilles sont astringentes ; elles conviennent en infusions dans les maladies scrofuleuses, les gonflements, la carie des os et les ophthalmies scrofuleuses.

Vertes, elles sont plus actives que sèches. Dix grammes suffisent pour un litre d'eau.

On en prend jusqu'à trois tasses par jour. Ces infusions sont très bonnes en gargarismes dans les maux de gorge.

Les bains de feuilles de noyer, pris fréquemment, conviennent aux enfants qui ont un tempérament lymphatique et un sang pauvre.

Il arrive souvent que ce traitement les débarrasse des vers dont ils sont atteints.

La pellicule ou enveloppe immédiate de la noix est fébrifuge, quand elle est fraîche. On fait infuser une vingtaine de ces pellicules dans un verre de vin blanc et on boit en deux fois à jeun.

OIGNON

Tout le monde sait que l'oignon est de la famille des *liliacées*.

On peut le manger cru, mais je n'en recommanderai pas l'usage, outre qu'il est peu agréable à manger, il est contre-indiqué aux personnes atteintes d'affections dartreuses. Cependant il est bon dans l'hydropisie. Voici comment, d'après Cazin, Serre d'Alais l'employait :

« Le malade prend trois soupes au lait « par jour pour toute nourriture, en man- « geant de l'oignon. Serre a guéri plus de « soixante anazarques par ce traitement. « quelle que soit la cause de cette affection, « qu'elle dépende d'une suppression de « transpiration, de la scarlatine, de la rou- « geole, d'une maladie de Bright, d'un « obstacle quelconque à la circulation « veineuse, d'une altération dans la com- « position du sang ou simplement de « l'influx nerveux, l'infiltration séreuse, « l'œdème des membres abdominaux, la « diminution dans la quantité des urines,

« cèdent à la diète lactée avec nourriture « d'oignons, et à l'abstinence de toute « boisson ; au huitième jour, amélioration « très-sensible, bien-être général indéfi- « nissable ; au quinzième jour, flux abon- « dant des urines ; au trentième jour, gué- « rison dans l'immense majorité des cas, « lorsque ce traitement simple est ap- « pliqué en temps utile. »

C'est un remède bien facile à essayer et qu'on doit recommander à tout le monde.

L'oignon cuit est d'une digestion facile. Il passe pour être émollient et adoucissant ; de plus il est maturatif ; on l'applique en cataplasme sur les boutons, les furoncles et les panaris.

L'oignon cuit est un aliment très sain.

On croit le suc d'oignon bon à dissoudre les calculs de la vessie. Plusieurs graveleux qui en ont mangé des grandes quantités, s'en sont bien trouvé.

OLIVIER

L'olivier, de la famille des *jasminées*, appartient à la tribu des *oléacées*, comme les frênes et les lilas.

Cet arbre qui croît lentement et vit longtemps, a besoin de chaleur, on l'a vu geler à une température de 5 à 6 degrés de froid.

Il y en a plusieurs espèces ou variétés. Son fruit, l'olive, est de forme ovale, charnu à noyaux ligneux et renfermant une amande. Sa chair ferme est couverte d'une pellicule verte avant sa maturité, mollit et devient d'un noir violacé en mûrissant; c'est alors qu'on extrait l'huile; on la passe à froid d'abord et on la jette dans l'eau chaude pour obtenir une qualité moins pure.

Au moment de la récolte on étend des draps au-dessous des oliviers afin d'empêcher le fruit qui est tendre de se meurtrir.

On n'emploie généralement pour la conserve que le fruit impropre à donner de bonne huile; ainsi les olives, qui paraissent sur nos tables, ne proviennent que des pays où elles n'arrivent pas à complète maturité.

On les laisse macérer dans une eau alcaline pour leur enlever leur amertume; ensuite on les met dans une espèce de saumure pour les conserver.

L'olive, ainsi préparée devient un aliment apéritif, agréable au goût et nutritif à cause de la grande quantité d'azote qu'elle contient.

L'huile qu'on en retire est adoucissante, émolliente et laxative. Prise à jeun à la dose d'une cuillerée à bouche, elle est un excellent laxatif qui ne fatigue pas l'estomac.

On en fait des liniments, des cérats et des onguents. On la donne en lavements, mêlée à l'eau de riz, de mauves, etc.

Elle passe pour arrêter l'effet pernicieux du venin des vipères. On applique sur la morsure des compresses, imbibées d'huile, qu'il faut renouveler souvent et on en boit d'heure en heure un demi-verre.

A l'extérieur les frictions d'huile d'olive sont conseillées dans plusieurs cas et surtout après les fièvres éruptives.

L'écorce et les feuilles de l'olivier, à cause de leur amertume et de leur astringence, passent pour guérir la fièvre. On peut y recourir faute d'autres fébrifuges.

ORANGER

L'oranger, dont les fruits passent pour les plus beaux du monde, appartient à la famille des *auriantiacées*.

Ses feuilles, qu'il faut cueillir sur l'arbre et faire sécher à l'ombre, sont amères et employées comme antispasmodiques, toniques, sudorifiques et stomachiques ; on les prend en infusions à la dose de trois ou quatre feuilles par demi-litre.

Elles conviennent dans les maux d'estomac, les douleurs de tête et les maladies nerveuses qu'elles réussissent le plus souvent à calmer.

Ses fleurs, dont le parfum est si suave, servent à faire l'eau de fleurs d'oranger dont l'usage est journalier. On l'emploie comme calmante dans les affections nerveuses et comme digestive quand l'estomac est embarrassé.

L'orange est un fruit rafraîchissant et tempérant. Son suc mêlé à l'eau et légèrement édulcoré, forme une boisson très convenable dans les fièvres bilieuses, dans les irritations de l'estomac et des intestins, dans le scorbut et généralement dans toutes les maladies inflammatoires.

L'écorce de l'orange sert à faire une liqueur de table, appelée curaçao, qui est stomachique et digestive.

OSEILLE

L'oseille, ainsi que la patience et la rhubarbe, appartiennent à la famille des *polygonées*. Ces plantes ont donc beaucoup de genoux, c'est-à-dire que leurs feuilles alternes, sagittées, naissent sur une articulation de la tige, sorte de genou qu'elles enveloppent d'une stipule en gaine.

La racine d'oseille, pulvérisée, est tonique et purgative.

Les feuilles crues sont acides et antiscorbutiques. Cette acidité est due à l'oxalate de potasse ou sel d'oseille qu'elles renferment. On fait avec le suc de ces feuilles une boisson rafraîchissante et apéritive.

Les graveleux et les goutteux agiront sagement quand ils se priveront de l'usage de l'oseille. Cependant lorsqu'ils auront les gencives malades, sanguinolentes, ils feront bien de les frotter vigoureusement avec des feuilles fraîches.

Cuites, les feuilles d'oseille sont tempérantes. Leur décoction facilite l'action des purgatifs. On les emploie en cataplasmes quand on n'a pas de farine de lin.

PÊCHER

Le pêcher est de la famille des *rosacées*. C'est un arbre dangereux, contenant dans toutes ses parties un poison violent, l'acide prussique. On fera bien de laisser de côté ses vertus purgatives et anthelminthiques.

Cependant on peut employer les feuilles pilées en cataplasmes ; elles réussissent assez bien à calmer la douleur des dartres enflammées, des ulcères et des contusions.

Quant aux fruits, qui sont si agréables, il n'y a aucune raison pour les prohiber. Les pêches sont rafraîchissantes et conviennent à tous les estomacs. Elles sont un peu laxatives.

Le brugnon, qui est une variété de la pêche, est lisse et n'a ni le même goût ni les mêmes propriétés.

PERSIL

Le persil, de la famille des *ombellifères,* a beaucoup de vertus ; nous en laisserons beaucoup de côté. Nous dirons seulement que les feuilles pilées et appliquées en cataplasme sur les contusions, les engorgements laiteux, sont d'un usage utile et qu'elles poussent les ulcères de mauvaise nature à la cicatrisation.

Quant à ses vertus fébrifuges qui sont cependant reconnues, nous n'en parlerons pas trop ; d'autres plantes sont supérieures au persil sous ce rapport.

Les feuilles de persil sont légèrement stimulantes et diurétiques.

PISSENLIT

Le pissenlit est un composé de la tribu des *chicoracées.*

Cette plante, qui pousse dans tous les bons prés et qui fleurit presque toute l'année, est cultivée depuis quelque temps dans les jardins. On la sème dans les endroits frais où la terre est légère, ou bien on l'arrache dans les prés pour la transplanter dans du sable. Elle devient alors très blanche et perd un peu de son amertume.

Le pissenlit se mange ordinairement en salades. Il est tonique, diurétique, antiscorbutique et dépuratif. Son usage est ordonné dans la jaunisse, l'hydropisie, les fièvres et les affections dartreuses.

La décoction des feuilles fraîches, à la dose de trente à quarante grammes, est recommandée, dans les maladies ci-dessus et dans les engorgements du foie et de la rate.

Quant à ses propriétés diurétiques, son nom indique qu'on peut s'y fier.

PISTACHIER

Le pistachier, de la famille des *pistaciées*, est cultivé dans les jardins pour l'art culinaire. C'est comme le chanvre, une plante dioïque, c'est-à-dire ayant deux maisons ou deux sexes.

Les plantes dioïques poussent toujours deux par deux, à côté l'une de l'autre ; sans cela elles ne pourraient fructifier. Il faut donc, si l'on veut cultiver le pistachier, avoir des sujets males et femelles.

Les amandes, employées dans l'art culinaire, font un bel effet dans les fromages faits avec les têtes de porc et les hures de sanglier.

On en fabrique une huile qui peut être employée en topique comme toutes les huiles douces.

Les pistaches sont agréables à manger fraîches et ont la saveur des amandes douces. On prépare avec elles des émulsions calmantes et adoucissantes, qu'on peut donner dans les maladies fébriles et inflammatoires.

POIREAU

Il n'est pas de bon pot-au-feu sans poireau. Cette intéressante liliacée n'a pas de belles fleurs comme la plupart de ses congénères, mais elle a encore à travers le jardin un port assez satisfaisant.

Le poireau passe pour être un bon diurétique. Les vétérinaires en composent des tisanes, qu'ils font prendre aux animaux qui éprouvent de la difficulté à uriner. On pourrait donc le recommander aux goutteux et aux graveleux.

Cuit sous la cendre et écrasé on l'applique en cataplasme sur les furoncles et les panaris dont il avance la maturation et calme la douleur.

POIRIER

Le poirier, que tout le monde connaît et qui a des espèces si nombreuses, appartient à la famille des *rosacées*, comme le néflier avec lequel il a beaucoup de rapports, toutes ses parties sont astringentes.

Les poires cuites sont recommandées aux personnes atteintes de la diarrhée et réussissent très-souvent à arrêter cette maladie. Cela tient très-souvent à ce que les poires, contenant une assez grande quantité d'acide malique, sont en même temps rafraîchissantes et astringentes.

Les feuilles et l'écorce sont astringentes et peuvent, à défaut d'autres plantes, servir à composer des gargarismes ou des lotions astringentes.

La poire crue, arrivée à son état complet de maturité, est recommandée aux personnes atteintes de maladies scorbutiques. Moins active que le citron, elle agit plus lentement sur le sang, mais son influence est certaine.

Elle est aussi légèrement diurétique et convient aux goutteux.

POIVRIER

Le poivrier, de la famille des *solanées*, mais se rattachant aux urticées, a un port assez élégant. Il est fier de ses belles grappes rouges opposées aux feuilles, et qui pendent comme celles des groseillers.

Ces grappes sont composées d'une multitude de petites baies dont la saveur est chaude et piquante. On s'en sert pour aromatiser presque toutes les viandes qui paraissent sur la table.

Le poivre est un puissant digestif et un de nos meilleurs excitants ; il convient aux personnes grasses, lourdes et lymphatiques. Il est contre-indiqué à celles dont l'estomac est irritable et sujettes aux maladies inflammatoires.

On s'en sert en médecine comme rubéfiant. Lorsque la moutarde fait défaut, on applique des synapismes de poivre qui produisent à peu près le même résultat.

Il est considéré comme tonique, excitant et diurétique ; c'est un stomachique puissant.

Lorsque les baies ont conservé leur péricarpe, noirci par la dessication, on leur donne le nom de poivre noir ; quand le frottement leur a enlevé la péricarpe, c'est du poivre blanc.

SEL

Puisque nous venons de parler du poivre, il ne serait peut-être pas mal à propos de parler du sel, quoique ce dernier s'écarte du cadre que nous nous sommes tracé. Il est si souvent associé aux légumes que nous ferons peut-être bien d'en dire quelques mots.

Le sel ou chlorure de sodium est très répandu dans la nature; tantôt il est enfoui dans le sol comme à Salins (Jura) et tantôt il forme des montagnes, comme en Espagne. On en fabrique aussi avec l'eau de mer.

Sa saveur salée est recherchée de l'homme et des animaux.

Il est employé à l'extérieur pour remplacer l'eau de mer. Trois ou quatre livres suffisent pour un bain. On le mêle aux bains de pieds à la dose d'une poignée, comme dérivatif.

On s'en sert comme résolutif sur les parties contuses, ecchymosées, œdématiées, infiltrées et sur les engorgements indolents et dans certains maux de gorge.

Le sel, à l'intérieur, pris à petite dose, est stimulant ; il excite l'appétit et facilite la digestion.

Une solution de 20 grammes de sel est purgative et peut provoquer le vomissement. C'est un remède qu'on a toujours sous la main.

POMME DE TERRE

La pomme de terre, qui pourtant a l'air très-doux, fait partie des plantes vénéneuses, des plantes narcotiques, c'est une *solacée.*

Il ne faudrait pas trop se fier à ses feuilles ni à ses tiges, à moins cependant qu'on ne les prit en infusions légères et sucrées dans la toux.

La pomme de terre elle-même, dont les espèces sont si nombreuses et que nous mangeons journellement, est émolliente. Elle convient à tous les estomacs, car sa digestion est facile, moins bien dotée que le pois sous le rapport de l'azote et du carbone, elle nourrit suffisamment.

Sa fécule, délayée dans la glycérine ou dans des décoctions émollientes, compose d'excellents cataplasmes à appliquer sur les éruptions cutanées, les boutons et les brûlures légères. La pomme de terre est défendue aux diabétiques.

POMMIER

Le pommier appartient, comme le poirier, à la famille des *rosacées*. Son fruit, la pomme, est acide, tant qu'elle n'a pas atteint sa maturité. Pus tard elle est diurétique, rafraîchissante et laxative.

C'est surtout quand elle est cuite, que cette dernière propriété est plus active ; elle produit donc un effet contraire à la poire cuite. Par conséquent les personnes, atteintes de constipation, feront bien de manger souvent des pommes cuites. C'est du reste un aliment léger.

Les pommes, coupées par petites tranches, servent à préparer des décoctions rafraîchissantes très-utiles dans les maladies inflammatoires.

L'écorce de la racine du pommier est astringente ; on en retire une substance, nommée phloritzine, qui est fébrifuge, et qu'on peut employer quand le sulfate de quinine ne réussit pas.

POURPIER

Le pourpier, qui est regardé comme une mauvaise plante de nos jardins et qui pousse sans culture, est de la famille des *portulacées.*

On l'associe aux viandes, dont il prend facilement le goût.

On le regarde comme rafraîchissant, anti-scorbutique et diurétique ; il est recommandé pendant les grandes chaleurs.

Mangé en salade, il est vermifuge.

Toutes ces qualités doivent lui mériter de notre part plus de soins et plus d'estime.

PRUNIER

Le prunier, de la grande famille des *Rosacées*, est astringent dans son écorce et laxatif dans ses fleurs et ses fruits. Il y en a beaucoup de variétés. Aussi rien de joli comme ces belles prunes vertes, rouges, jaunes, qui ornent nos tables.

Il ne faut pas pour cela en manger de trop grandes quantités, surtout dans les moments d'épidémie ou de grande chaleur ; mais prises en petites quantités, les prunes rafraîchissent, tempèrent et adoucissent en relâchant un peu.

Loin de produire des fièvres et des diarrhées, comme on l'a prétendu, elles seraient plutôt, quand elles sont mûres, propres à les combattre. Ecrasées dans l'eau, elles forment une boisson rafraîchissante convenable dans les irritations des intestins et dans les maladies de la peau.

On en fait d'excellentes confitures, qui se conservent très-longtemps.

Quelques personnes ont la mauvaise habitude de casser les noyaux et de manger les amandes ; elles s'exposent à s'empoisonner, car ces amandes contiennent un des principes les plus vénéneux que l'on connaisse, l'acide cyanhydrique.

RADIS

Le radis, ou petite rave, est l'ami de l'homme. On le voit sur toutes les tables. Il excite l'appétit et facilite la digestion.

Comme toutes les *crucifères*, il renferme beaucoup d'azote et il est pour cette raison très-nutritif et très-stimulant.

Il possède en même temps des propriétés anti-scorbutiques, moindres il est vrai que celles du cresson, mais encore fort appréciables.

Le radis noir, beaucoup plus volumineux que son frère le radis rose, possède toutes ses qualités. Il a l'agrément de faire son apparition quand ce dernier disparaît.

Il est nutritif et recherché non-seulement des hommes mais des animaux. J'en ai cultivé pour la nourriture des porcs et je puis dire qu'ils en étaient très-friands.

RAVE

La rave, de la même famille que les précédents, possède les mêmes propriétés ; seulement elle demande à être cuite pour servir à notre alimentation.

Elle est rafraîchissante et laxative.

On fait avec la rave crue un excellent remède contre la toux. Voici la manière de le préparer :

Le soir, on choisit quelques belles raves que l'on pèle, que l'on coupe en tranches et que l'on met dans un saladier les unes sur les autres, en ayant soin de placer du sucre râpé entre chaque tranche ; le lendemain, le sirop est fait. On le prend par petites cuillerées. Il est calmant et adoucissant.

RIZ

Le riz est une *graminée* des plus utiles à l'espèce humaine. Cette céréale s'élève de un mètre à un mètre cinquante.

Dans les bonnes années elle peut rendre au grain cinquante, c'est-à-dire qu'un grain peut en produire cinquante.

Le riz est un aliment sain, de facile digestion, qui convient aux estomacs délicats, aux personnes échauffées et aux convalescents. Sa décoction édulcorée, convient dans les maladies inflammatoires et scorbutiques, dans la diarrhée, la dyssenterie, les affections de la vessie et des reins. Elle adoucit et tempère, en nourrissant un peu.

On en fait aussi des lavements qu'on administre dans les affections où l'irritation domine.

La farine de riz sert à préparer des cataplasmes émollients et maturatifs. Ces cataplasmes aigrissent moins que ceux faits avec la farine de lin.

Lorsqu'un vésicatoire est irrité et qu'il

se couvre d'une couche blanche, on l'enlève en plaçant sur ce vésicatoire des cataplasmes de farine de riz.

La poudre de riz est employée souvent dans les affections de la peau.

ROMARIN

Le romarin, de la grande famille des *Labiées*, a un port agréable ; il s'élève quelquefois à un mètre et demi. Ses rameaux sont allongés et chargés de feuilles étroites, dures, blanches en dessous, d'une odeur aromatique. Ses fleurs sont d'un bleu pâle, réunies plusieurs ensemble à l'aisselle des feuilles.

Le romarin possède des propriétés toniques, stomachiques et spasmodiques. Il a une action puissante sur le système nerveux, les palpitations du cœur.

Sa saveur est, comme celle de toutes les plantes aromatiques, chaude et légèrement amère.

On fait avec ses feuilles ou ses fleurs des infusions très-utiles dans les digestions pénibles. Trois grammes suffisent pour un demi-litre d'eau.

Bouillie dans du vin, elles conviennent pour prévenir la gangrène et pour fortifier les nerfs après une entorse.

C'est le romarin qui donne au miel de Narbonne une saveur particulière et si appréciée.

SALSIFIS

Le salsifis ou scorzonère, est un de nos meilleurs légumes et d'autant plus apprécié qu'on en dispose à peu près toute l'année.

De la famille des *composées*, mais appartenant à la famille des *Chicoracées*, le salsifis contient un principe narcotique qui le rend calmant ; il renferme aussi de l'asparagine, substance azotée incolore, dont la saveur est fraîche, un peu nauséabonde et qui provoque la sécrétion de la salive.

Le salsifis est nourrissant, adoucissant et légèrement diurétique. Il possède des propriétés mucilagineuses, qui contiennent de l'inuline, matière assez semblable à l'amidon, mais qui ne fait pas empois avec l'eau. On peut en tirer du sucre.

SAUGE

Si vous voulez manger un bon jambon, n'oubliez pas de mettre dans la marinade quelques feuilles de sauge. Toutes les cuisinières connaissent cette petite *labiée*.

Mais la sauge n'a pas que la propriété d'apprêter les jambons ; on pourrait dire d'elle avec une variante :

Qui a la sauge et la sanicle
Peut faire aux pharmaciens la nique.

Sans être une panacée universelle, la sauge est tonique, stimulante et un peu diurétique. Son infusion (20 à 25 grammes par litre d'eau) convient dans les digestions laborieuses, dans la diarrhée et les vomissements spasmodiques, dans l'hydropisie.

Cette infusion est un bon préservatif contre les maladies putrides.

L'odeur aromatique de la sauge dénonce une plante douée de propriétés stimulantes.

L'infusion dont je viens de parler facilite les fonctions circulatoires, cutanées et digestives. Elle convient toutes les fois qu'il faut fortifier, donner du ton aux organes affaiblis.

Elle est stomachique, fébrifuge et anti-spasmodique.

Il y a des pays où on se sert de cette plante en guise de thé et des feuilles en guise de tabac.

Soixante à cent grammes de feuilles et de fleurs de sauge, infusées dans du vin, forment une boisson bien utile aux convalescents ; elles arrête les sueurs nocturnes chez les poitrinaires, la sécrétion du lait chez les nourrices qui veulent sevrer leur enfant et fortifie les personnes qui viennent d'avoir une longue maladie ou une grosse fièvre.

SORBIER

Le sorbier ou cormier, se rencontre dans les bois, dans les haies et quelquefois dans les grands jardins, qu'il pare à la fin de l'été de ses belles feuilles rouges. Il fait partie de la famille des *Rosacées*.

Ses fruits, les sorbes, ressemblent à de petites poires ; elles tombent au commencement d'octobre ; à ce moment elles sont très-astringentes à cause de l'acide sorbique qu'elles contiennent.

On en fait quelquefois une boisson acidulée assez agréable.

Quand elles prennent la couleur brune et qu'elles deviennent tendres, elles ont moins d'astringence et on peut les manger ; elles conviennent alors pour arrêter la diarrhée et la dyssenterie.

TANAISIE

Les *Radiées*, dit Mme J. Le Breton, dans son charmant livre intitulé : *A travers champs,* sont particulièrement toniques et apéritives, à cause des principes amers, résineux et aromatiques qu'elles renferment.

La tanaisie, qui appartient à cette tribu de la famille des *composées*, possède donc ces deux propriétés, mais elle est surtout vermifuge.

L'infusion des sommités doit être prise à la dose de vingt à vingt-cinq grammes par litre d'eau ; elle convient dans les maladies nerveuses, elle calme les spasmes.

Elle est en même temps fébrifuge et vermifuge. Dans ce dernier cas il faut employer la tanaisie en lavements. D'autres font bouillir les sommités de la plante et les appliquent en cataplasmes sur le bas ventre.

Ces cataplasmes sont très-utiles encore sur les ulcères de mauvaise nature.

On fait avec quarante grammes de feuilles de tanaisie et quarante grammes de feuilles de sauge, infusées dans du vin, un tonique encore préférable et que je recommande aux personnes qui ont des plaies de mauvaise nature ou à celles qui viennent de prendre une entorse; les souffrances et l'enflure causées par cet accident, diminuent rapidement sous son influence.

TÉTRAGONE

Le tétragone est de la famille des *Chénopodées*. Il nous vient de la Nouvelle Zélande.

Il remplace l'épinard, qui disparaît ordinairement vers la fin de juillet. Ses feuilles, cuites et assaisonnées à la façon des épinards, en ont à peu près la saveur.

On sème le tétragone sur le bord des vieilles couches ou en bordure comme l'oseille ; il ne réclame pas beaucoup de soins. Il faut seulement avoir la précaution de le couper souvent afin que ses feuilles, qui deviennent épaisses en vieillissant, soient toujours tendres.

La plante est annuelle et se resème d'elle-même, comme le pourpier.

Le tétragone est émollient et un peu laxatif. Il possède les mêmes propriétés que les épinards.

THYM

Cette petite *labiée*, dont l'usage est si fréquent en cuisine, est peu employée en médecine.

Cependant le thym est stimulant ; il donne du ton à l'estomac que les indigestions ou la mauvaise nourriture ont affaibli.

On le prend en infusion à la dose de cinq à quinze grammes par litre d'eau ; et on emploie pour cela les sommités fleuries.

Cette infusion passe pour dissiper les maux de tète et quelquefois l'ivresse ; elle combat avantageusement les coliques.

Les bains dans lesquels on mèle quelques poignées de thym, deviennent toniques et fortifiants, et calment assez bien les douleurs rhumatismales.

Les décoctions de thym sont appliquées en fomentations sur les infiltrations et les ecchymoses.

TOMATES

Une jolie *solanée*, avec ses gros fruits rouges, c'est la tomate, dont le nom est malais, selon Rumphius, et mexicain d'après Niéremberg.

On se sert des tomates comme condiment autour des viandes, en sauce. Leur goût acide, aigrelet, les rendent très-agréables.

Elles contiennent un acide particulier, nne huile volatile, une matière extracto-résineuse, brune, poisseuse, très-odorante; une matière végéto-minérale, du mucoso-sucré et quelques sels.

Elles sont tout à fait contre-indiquées aux goutteux et aux graveleux, à l'égal de l'oseille.

TOPINAMBOUR

Le topinambour (helianthus tuberosus) nous vient du Brésil; c'est une *radiée*. On l'appelle l'artichaut du Canada; il a en effet avec cette carduacée beaucoup de rapports.

On le mange seul ou en ragoût; il remplace la pomme de terre mais il est loin de la valoir.

On le cultive moins pour l'espèce humaine que pour le bétail, qu'il engraisse très-bien; encore faut-il avoir soin de ne pas en donner une trop grande quantité aux animaux parce qu'il peut causer des météorisations dangereuses, surtout chez les moutons.

Le topinambour contient un principe sucré dont on se sert pour faire de l'alcool; c'est pour cela qu'il produit une sorte d'ivresse aux bêtes qui en consomment une trop grande quantité.

Il est tonique comme toutes les radiées et un peu excitant.

VIGNE

La vigne. que tout le monde connaît et que bien peu savent cultiver, est de la famille des *ampélidées*, de la tribu des vinifères.

Il y avait, en 1852, deux millions trois cent mille hectares de vignes, plantées en France ; c'est plus de la moitié de l'étendue totale des vignes à vin cultivées dans les cinq parties du monde, la vingt-et-unième partie de tout le territoire français.

Le produit brut de nos vignobles s'élève à plus d'un milliard cinq cent millions de francs.

Les variétés des plants de vignes sont très-nombreuses. Bosc en possédait plus de quatorze cents dans les pépinières du Luxembourg.

Lorsque l'on coupe une branche de vigne au printemps, il s'échappe à travers les pores une sève abondante, qu'on appelle les pleurs de la vigne. On s'en sert contre l'ophthalmie et les dartres, mais il paraît que son action est bien douteuse.

On recommandait autrefois le suc des feuilles de la vigne, qui est astringent, dans la diarrhée et dans la dyssenterie.

Les cendres des sarments sont diurétiques comme à peu près celles de tous les bois, à cause des sels de potasse qu'elles contiennent.

Le raisin, lorsqu'il est mûr, est un fruit rafraîchissant et un peu laxatif. Pris en grande quantité, il peut causer des coliques et de la diarrhée. Il convient aux tempérament échauffés, bilieux. On le recommande dans les inflammations, les maladies de la peau, celles des voies urinaires, dans l'hydropisie.

Dans le midi de la France et en Grèce, on confit deux espèces de raisin, l'un à gros grains qu'on appelle raisin de Damas ou de Smyrne, et l'autre à petits grains, qu'on nomme raisin de Corinthe. On donne ces raisins confits en décoctions dans le rhume, le catarrhe et les irritations de la poitrine et des intestins.

Les goutteux et les graveleux feront bien de manger souvent des raisins.

Le vin est un excitant; il est aussi astringent, tonique et diurétique. Il augmente les sécrétions, donne du ton aux organes et facilite la digestion. Mais il est contre-indiqué aux personnes sujettes aux angines, au catarrhe, aux irritations de l'estomac et des intestins, aux fièvreux, aux bilieux.

L'excès du vin dispose au cancer, à la goutte, à l'apoplexie et à l'hydropisie.

Le docteur Saffray prétend qu'un tiers de litre par jour doit suffire à l'alimentation de l'homme.

Le vin est contraire aux enfants ; il les prédispose aux affections cérébrales, aux dartres, à la phthisie pulmonaire, au croup.

La lie, que beaucoup de personnes négligent, sert à faire l'acide tartrique, avec lequel on donne de la force aux boissons qui manquent d'alcool et aux vins plats.

Les lavements de vin sont usités pour faire cesser la diarrhée, qui résulte de la perte des forces, après une longue maladie. Ils conviennent aux convalescents pour activer les fonctions des organes affaiblis ; aux gastralgiques, dont l'estomac est irrité.

La dose à employer est d'un demi-verre à un verre ordinaire. Il faut commencer par donner des lavements étendus d'eau, puis on arrive peu à peu à les donner purs.

Vichy, imp. Wallon.

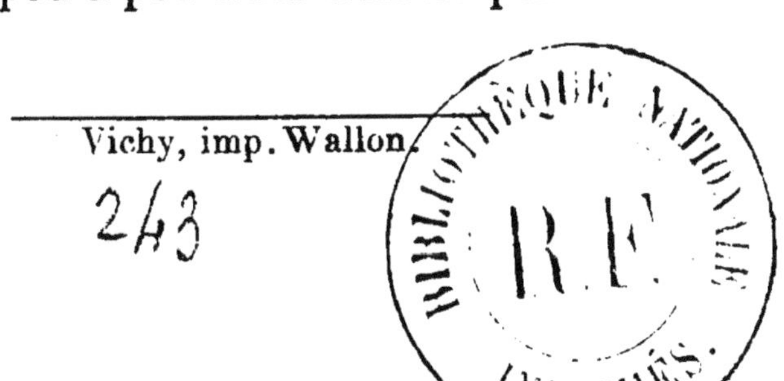

www.ingramcontent.com/pod-product-compliance
Ingram Content Group UK Ltd.
Pitfield, Milton Keynes, MK11 3LW, UK
UKHW020928180726
13838UKWH00002B/818

9 782329 274744